AF404119

T⁴⁰ c 24.

NOTE

SUR

LES COSMÉTIQUES.

EXTRAIT

DES

ANNALES D'HYGIÈNE PUBLIQUE ET DE MÉDECINE LÉGALE,

2ᵉ SÉRIE, 1860, T. XIII.

Journal rédigé par : MM. Adelon, Andral, Boudin, Brierre de Boismont, Chevallier, Devergie, Gaultier de Claubry, Guérard, Lassaigne, Michel Lévy, Mélier, P. de Pietra-Santa, Ambr. Tardieu, Trébuchet, Vernois, Villermé.

Publié depuis 1829, tous les trois mois, par cahiers de 250 pages avec planches.

PRIX DE L'ABONNEMENT :

Pour Paris : 18 fr. par an. — Pour les départements (*franco*) : 20 fr.

On s'abonne à Paris, chez J.-B. BAILLIÈRE et FILS, 19, rue Hautefeuille.

PARIS. — Imprimerie de L. MARTINET, rue Mignon, 2.

NOTE

LES COSMÉTIQUES

LEUR COMPOSITION

LES DANGERS QU'ILS PRÉSENTENT SOUS LE RAPPORT HYGIÉNIQUE

CONDAMNATION

POUR VENTE DE PRÉPARATIONS NUISIBLES A LA SANTÉ

PAR

A. CHEVALLIER,

Pharmacien chimiste, professeur adjoint à l'École supérieure de pharmacie; membre
de l'Académie impériale de médecine, du Conseil de salubrité, etc., etc.

PARIS

J.-B. BAILLIÈRE et FILS,

LIBRAIRES DE L'ACADÉMIE IMPÉRIALE DE MÉDECINE,

Rue Hautefeuille, 19.

Londres,		New-York,
Hipp. BAILLIÈRE, 219, Regent street.		BAILLIÈRE brothers, 440, Broadway.

MADRID, C. BAILLY-BAILLIÈRE, CALLE DEL PRINCIPE, 11.

1860

NOTE

SUR

LES COSMÉTIQUES

J'ai en vain invoqué auprès des autorités la raison d'hygiène publique, tout le monde est resté sourd à ma voix, et j'ai vu, plus d'une fois, ma trop juste sollicitude taxée de prévention ; j'ai plus que jamais acquis la conviction, à cette occasion, qu'il faut souvent une persévérance inouïe pour faire connaître la vérité.   FIÉVÉE.

(*Gaz. méd.* 26 novembre 1853.)

Nous avons été conduit à écrire cette note par la lecture du jugement qui a été rendu par la sixième Chambre, jugeant en police correctionnelle le 10 novembre, contre le sieur F..., parfumeur, et contre une dame C. D..., exerçant la même profession. Ces industriels étaient inculpés de tromperie sur la nature d'une marchandise contenant des mixtions nuisibles à la santé. Nous allons donc avec le moins de mots possible, relater les faits de cette affaire qui, selon nous, a une immense portée, car, si tous les individus qui vendent des cosmétiques nuisibles à la santé étaient poursuivis, on ne trouverait plus dans tous les laboratoires des parfumeurs des préparations que nous ferons connaître plus bas, et qui sont la cause de maladies plus ou moins graves, maladies qui, quelquefois, ont des terminaisons funestes.

Voici les faits constatés. Tout le monde sait que pour le besoin de leur profession, les artistes dramatiques, lorsqu'ils doivent paraître devant la rampe, sont obligés d'étendre sur leur visage, sur leurs épaules et sur leurs bras, des couches de rouge et de blanc.

Une foule de dames imitent ces artistes, et depuis des siècles le parfumeur est en possession de vendre au beau sexe une foule de préparations qui peuvent être nuisibles ; mais qu'il croit susceptible de lui donner plus d'éclat ou de rappeler une beauté qui n'existe plus.

Les artistes dramatiques se fournissaient, à ce qu'il paraît, chez le sieur F... et chez la dame D... Ces artistes furent, par suite de l'emploi du fard qui leur avait été fourni, atteints d'accidents plus ou moins graves, simulant les caractères de l'empoisonnement : ils tombaient dans une espèce de langueur à la suite de laquelle il y avait perte de mémoire, trouble dans l'intelligence, de l'enflure se manifestait sur leurs bras et sur leurs mains, l'un d'eux même, le sieur Darny, aurait été en danger de mort.

Des médecins qui furent consultés attribuèrent ces malaises et ces désordres physiques au blanc dont les artistes faisaient usage, et un expert chargé d'analyser des échantillons saisis, n'hésita pas à déclarer que les blancs employés étaient de nature à produire des accidents toxiques et causer un empoisonnement lent.

C'est par suite de ces faits que le directeur d'un théâtre de Paris porta plainte au commissaire de police de son quartier, et que l'affaire fut amenée devant les tribunaux.

Lors de l'audience, il fut établi que les produits qui avaient été saisis étaient de nature diverse et qu'il y avait parmi ces produits :

1° Des mélanges contenant des carbonates de plomb dans des quantités déterminées ;

2° Du nitrate et de l'oxichlorure de bismuth (1).

L'un des médecins qui avait été appelé comme témoin, fit connaître que le malade D... avait été examiné par d'autres médecins avant lui, et que ceux-ci avaient déclaré qu'ils ne comprenaient rien à l'état de ce malade, qu'il ne savait d'abord à quelle cause attribuer les symptômes d'empoisonnement qu'il avait observés, que, cependant après avoir réfléchi, il pensa que le fard dont se servent les acteurs pouvait bien être la cause de la maladie, des observations précédentes le portaient à établir ce fait. Voulant s'assurer de la vérité, il demanda à M. D... le blanc dont il faisait usage, il le fit analyser ; par cette analyse il acquit la conviction que ce blanc était une préparation de plomb, et il conclut alors que M. D... était sous le coup d'une intoxication saturnine.

Le témoin déclara, en outre, qu'ayant fait prendre dans d'autres maisons des blancs divers et qu'il n'y trouva pas de plomb, mais du bismuth et de l'argent (2).

Un artiste M. L... a déclaré que déjà il savait et que d'autres artistes savaient que le blanc du fard qui est fourni à tous les théâtres, avait, dans ces dernières années, causé plusieurs accidents semblables à ceux éprouvés par M. D..., que, depuis longtemps, on devait aviser à cet état de choses, mais

(1) Il fut déclaré que le produit connu sous le nom de *blanc de perles*, ne saurait produire d'autre effet que celui qui résulterait de l'application d'une substance inerte sur la peau : nous verrons plus loin ce qu'il faut conclure de ces dires.

(2) Nous ne connaissons pas de fard qui contienne de l'argent, il est vrai qu'on vend comme fard du *blanc dit d'argent*, mais ce produit n'est que du carbonate de plomb très pur.

que l'insouciance n'a cessé qu'à l'occasion de la maladie de
M. D...; que c'est alors qu'on a fait une enquête de laquelle
il ressort que le blanc qu'on livrait aux artistes avait pour
base le plomb. C'est alors qu'on signala ce fait aux ma-
gistrats.

M. D... fait connaître que, pendant une représentation, il
éprouva de violentes coliques, soit en scène, soit lorsqu'il fut
rentré chez lui : il fait l'énumération des divers symptômes
qui se sont développés, des essais qui ont été faits sur le fard
dont il se servait, enfin son rétablissement.

M. D..., *et ce fait est à noter*, dit que depuis cet accident il
ne se sert plus que de *poudre de riz et qu'il se porte admira-
blement*.

Une autre artiste, mademoiselle C..., dit que le blanc dont
elle faisait usage l'a rendue malade et qu'il noircissait sa peau
et ses bijoux.

Le coiffeur du théâtre fait connaître le lieu où il achetait
son blanc, il dit qu'on lui en faisait des reproches, mais qu'il
l'achetait toujours chez M. D..., enfin que ce n'est que depuis
six mois que son blanc rendait malade.

Des essais qui ont été faits pendant l'instruction judiciaire,
ont démontré que des blancs vendus sous le nom de *blanc de
bismuth* étaient mêlés d'un sel de plomb, et que dans ces blancs
on trouvait : 361, 505, 658, 940, 958, 988 de céruse pour 1000.

On a aussi constaté que le blanc d'argent (*le carbonate de
plomb le plus beau*) ne coûte que 2 fr. le kilogramme, tandis
que le blanc de bismuth est vendu 14 à 15 fr.

Les inculpés, pour leur défense, ont établi qu'ils vendaient
du blanc de bismuth et du blanc d'argent, qu'ils vendaient
de ce dernier, parce qu'on leur en demandait de préférence au
blanc de bismuth, que la recette de cette préparation se trouve
dans les manuels qui traitent de la parfumerie ; que le blanc
dit d'argent est de beaucoup préféré au blanc de bismuth,
que les artistes des petits théâtres achètent eux-mêmes chez

le marchand de couleur, le carbonate de plomb dont ils font usage.

Ils ont aussi fait présenter au tribunal des lettres venant d'artistes qui déclarent qu'ils préfèrent le *blanc dit d'argent* au blanc de bismuth.

Quoi qu'il en soit, M. Genreau a soutenu la prévention et a réclamé une répression sévère contre les prévenus, dont les produits ont mis en danger les jours de M. D..., et failli compromettre les plaisirs du public en gâtant les traits d'une artiste.

La défense a été présentée par MM. Massut et Dutertre.

Le tribunal a rendu un jugement qui condamne le sieur F... et la dame D... chacun à trois mois de prison et à 500 fr. d'amende, fixant à un an la durée de la contrainte par corps.

Le jugement rendu par la sixième Chambre, jugement qui doit avoir un grand retentissement, amènera-t-il des réformes dans la vente de ces produits qui sont susceptibles de nuire à la santé? Il est permis d'en douter, puisqu'on voit des artistes qui ont pu avoir connaissance des souffrances de leurs camarades, persister à vouloir faire usage d'une substance toxique, qui, appliquée sur la peau, peut être absorbée et donner lieu à des maladies qui peuvent avoir une terminaison fatale.

Nous allons maintenant nous occuper de ce qui a été dit et observé sur l'emploi de certains cosmétiques, nous espérons démontrer qu'il en est beaucoup qui sont nuisibles à la santé, nous établirons par des faits ce que nous avançons ici.

Les cosmétiques sont, selon les uns, des préparations industrielles, selon les autres, des médicaments, Mérat et Delens (1) disaient « qu'ils sont destinés à donner au corps et sur-

(1) Avant Mérat et Delens (*Dict. universel de matière médicale*), Noël Chomel, dans son *Dictionnaire économique*, disait qu'on ne doit pas faire indistinctement usage de tous les cosmétiques, qu'il y a des peaux qui ne peuvent rien souffrir d'onctueux, que la plupart des compositions de blanc

» tout au visage, une beauté qu'il n'a pas, à retenir ou rappeler
» celle qui se passe ou qu'il n'a plus ; que cette classe d'agents
» thérapeutiques dont on avoue le moins l'usage, est une des
» plus recherchées, surtout par les femmes qui voient toujours
» avec dépit s'en aller leur jeunesse, et avec chagrin leur beauté.
» Ils disent avec raison, qu'une foule de gens spéculent sur
» cette faiblesse humaine, et offrent de toutes parts, avec une
» assurance cupide qui n'a d'égale dans son effronterie que la
» stupidité de ceux qui s'y laissent prendre, des composés
» ornés de noms fastueux venus de Jouvence, en droite ligne.
» Leur fourbe tourne à bon escient la crédulité sur le retour
» et la décrépitude en expectation : le lait virginal, la crème de
» beauté, l'eau de Ninon, le trésor de la bouche, la pommade
» des sultanes, le fard d'Aspasie, etc., et mille autres, d'une
» vertu plus secrète encore, vous effaceront les rides du vi-
» sage, rendront votre teint fleuri comme dans cette adoles-
» cence si regrettée, vous donneront des cheveux abondants
» et de la couleur qui vous sera agréable, des lèvres de rose,
» des chairs fermes, etc.; avec de telles ressources on peut
» dire qu'on n'a pas d'âge. Mais cruel retour, ces mystérieux
» moyens, loin de procurer le moindre avantage durable, sont
» suivis de désordres pis que ceux auxquels on voulait remé-
» dier, de dupe on devient *victime*. Cette peau qui devait être
» élastique et souple, reste sèche, rude, les lys et les roses
» font place à un teint plombé, ces lèvres de carmin devien-
» nent livides, etc.

» Ces inconvénients sont parfois bien autrement graves,
» car il entre dans ces composés, à côté de substances

ou de rouge font plus de mal que de bien, et que nombre de femmes
très brunes ont éclairci leur teint en se baignant souvent et en lavant
leur visage tantôt avec des eaux distillées dans lesquelles on ajoutait quelques gouttes d'esprit-de-vin, ces lavages enlèvent une espèce de vernis
graisseux qui recouvre la peau et rendent plus libre la transpiration, que
ce sont ces lavages qui sont le *seul vrai fard de la peau.*

» innocentes, les eaux de roses de plantin, de fleur d'oranger,
» de fraises, à côté du baume de la Mecque, du foie de gre-
» nouille, de l'huile d'amande douce, de la chair de concom-
» bre, etc., des matières végétales et minérales très nuisibles,
» *du tannin, des acides, des sels de plomb, du nitrate d'argent,*
» *du sous-nitrate de bismuth, et jusqu'à des préparations arséni-*
» *cales.* Aussi voit-on fréquemment des transpirations inter-
» ceptées, des éruptions répercutées par la farine et le plâ-
» tre, suivant l'expression de Boileau, donner lieu à des
» maladies diverses : ici certaine dyspnée, là un ptyalisme,
» plus loin une ophthalmie, ailleurs la phthisie même, etc., qui
» naissent de l'emploi de ces matières intempestives et nuisi-
» bles; enfin, rien n'est plus commun que de voir Ninon deve-
» nue borgne, et Aspasie édentée. »

Ces savants disaient encore : Nous devons nous élever
de toute notre autorité contre l'emploi de ces prétendus médicaments, qui même ne peuvent pas former une classe, tant
ils sont disparates, indignes de figurer dans une pharmacopée,
et qui doivent être abandonnés au charlatanisme, *s'ils ne*
peuvent être inspectés et réprimés par la police.

Les vrais, les seuls cosmétiques sont l'extrême propreté,
l'application, bien entendue, des soins hygiéniques et la
tempérance.

Ces soins doivent redoubler avec l'âge, et, quoique la jeunesse, le premier de tous les cosmétiques, en ait moins besoin,
elle ne doit pas non plus les négliger, ne fût-ce que pour y
être accoutumé lorsque la vieillesse et les inconvénients vien-
dront nous assiéger.

M. Trousseau, dont l'opinion fait loi, s'est aussi élevé contre
les cosmétiques qui peuvent avoir de l'action sur l'économie,
il signale :

1° Le danger que présente l'application sur la peau du
minium, du blanc de céruse, du cinabre; il fait connaître les
accidents qui peuvent résulter de l'absorption de ces prépa-

rations : ces accidents sont la colique de plomb, les paralysies saturnines, la salivation, la cachexie mercurielle.

2° Les effets qui peuvent résulter de l'emploi de substances actives mises en usage pour teindre la barbe, les cheveux, les cils ; il dit qu'il peut en résulter des inflammations graves du cuir chevelu, de la face, des yeux.

3° Les accidents qui peuvent survenir par suite de l'application des moyens mis en pratique par les femmes de l'Orient pour faire tomber les poils à l'aide de dépilatoires. Ces applications, dans lesquelles entrent le sulfure d'arsenic, la chaux vive, ou toute autre substance caustique, altèrent la peau et peuvent causer quelques effets de résorption, si les matières employées sont mises en contact avec de grandes surfaces.

Le docteur Tardieu, dans son excellent *Dictionnaire d'hygiène publique*, a aussi fait connaître les dangers des cosmétiques ; il a signalé la présence de l'arsenic et de la chaux dans les dépilatoires ; la présence de ce métal dans les blancs de bismuth, les dangers des sels de plomb, qui peuvent déterminer des accidents saturnins ; ceux déterminés par l'azotate d'argent, par les mercuriaux, par la chaux, par l'alun, etc.

Dans le *Dictionnaire de médecine*, édité par feu le docteur Fabre, nous trouvons l'opinion que nous avions émise, de concert avec Richard et Guillemin, sur les cosmétiques, et dans laquelle on lit le passage suivant : « On a désigné sous le nom de cosmétiques des préparations destinées à entretenir la souplesse de la peau et à conserver la beauté ; mais la plupart de ces composés, dans lesquels on fait entrer des matières tannantes, des oxydes métalliques, des substances vénéneuses jouissent de propriétés tout à fait opposées à celles qu'on leur suppose ; ils déterminent souvent l'altération de la membrane et ils donnent lieu à des accidents plus ou moins graves. »

Cadet Gassicourt le père s'exprimait ainsi : « Comme rien ne flatte plus que l'art de conserver ou d'augmenter les agréments extérieurs, les charlatans se sont surtout appliqués à multiplier les cosmétiques. On ferait un volume considérable si on voulait réunir toutes les recettes de fard, d'eaux composées, de pommades pour le teint, pour les cheveux, pour les lèvres ; de pâtes et d'émulsions, de baumes, de poudres, d'opiats, d'élixirs que l'on a publiées ; la plupart sont sans effet ; beaucoup de ces préparations sont dangereuses. »

Les auteurs qui ont écrit sur les cosmétiques, en émettant une opinion favorable sur leur emploi, sont nombreux ; il est vrai de dire que tous ces livres n'ont pas été rédigés par des médecins, mais par des auteurs qui ont laissé errer leur imagination et qui ne connaissaient pas les matières dont ils parlaient ; que d'autres ont été écrits sur la demande de vendeurs, et que ceux-ci voulaient gagner de l'argent, et cela sans s'occuper si la santé publique était plus ou moins menacée.

On sait que les cosmétiques sont employés depuis l'antiquité la plus reculée et qu'un grand nombre d'auteurs s'en sont occupés. On doit citer : Aetius, Albert le Grand, Aristotèle, Aumont, Bender, Bergen, Blegny, Boideau de Somaize, Buchoz, Cazenave, Esquirol, Fiévée de Jeumont, Flittner, Flureau, Rivault, Guef, Detuzzi, Galien, Guyon, Hartmann, Isabella Cortesa, Kletten, Lecamus, Lefournier, Marc, Marie de S.-Ursin, Marinello, Ménière, Jérôme Mercurial, Paul d'Égine, Michel de Notre-Dame, Neumann, Orfila, Requin, Saigini, Thenard, Triller, Tromsdorff, Wedel, Weichard, Vosius, etc., etc. Nous allons maintenant faire connaître successivement les différents produits qui sont livrés au public comme cosmétiques, en indiquant autant que possible les dangers qu'ils présentent.

DES BLANCS.

On a donné ce nom à des substances de nature bien différente ; ainsi, on connaît le carbonate de chaux, qui porte les noms de *blanc d'Espagne*, de *blanc de Troyes*, de *blanc de*

Meudon, selon les lieux où il est exploité. Viennent ensuite les *blancs de plomb*, les *blancs* ou *magistère de bismuth*, le *blanc de perles, de talc, de zinc.*

Le blanc dit d'Espagne, le carbonate de chaux, sert aux coquettes malheureuses ; elles s'en servent pour se blanchir la peau. Cet usage ne présente pas de danger pour celles qui l'emploient; il n'en est pas de même des blancs dans lesquels on fait entrer la céruse, l'oxyde de bismuth, comme nous le démontrerons plus bas en traitant des poudres.

DU CARMIN.

Le carmin est un principe colorant extrait de la cochénille par divers procédés. Ce principe, d'un rouge magnifique, sert à préparer avec des blancs les fards, à préparer des liqueurs, soit alcooliques, soit acides, des rouges que l'on étend sur le fard pour le colorer ; enfin, on confectionne une multitude de pâtes, de poudres, lorsqu'on veut donner, soit aux parfums, soit aux cosmétiques une teinte rose qui séduit les acheteurs.

Le carmin pur mêlé au talc, ou craie de Briançon, ne présenterait pas grand danger pour la santé ; mais on lui substitue quelquefois du cinabre (du sulfure de mercure) ; on conçoit qu'alors ce mélange peut être nuisible à la santé et qu'il contribue à l'altération des tissus sur lesquelles on fait une application continuelle de ce rouge. On a trouvé des carmins qui étaient mêlés de 50 pour 100 de vermillon.

DES DENTIFRICES.

On a classé parmi les cosmétiques la plupart des préparations qui servent à entretenir la propreté de la bouche et la conservation des dents. Cette partie de l'art médical, pour laquelle on devrait consulter son médecin, est abandonnée à une foule de charlatans qui livrent au public des préparations pernicieuses qui détériorent l'émail des dents, soit par le frottement à l'aide de poudres qui manquent de ténuité, soit à l'aide d'opiats qui contiennent des acides. On se demande si de semblables produits ne devraient pas être examinés, afin de proscrire ceux qui peuvent être nuisibles à cet organe essentiel à l'homme.

DES DÉPILATOIRES.

Les dépilatoires sont des médicaments employés à enlever les poils de la surface de la peau ; ce sont en général des substances caustiques qui détruisent les productions pileuses en se combinant avec elles. Les dépilatoires, comme nous allons le démontrer, sont toujours composés d'alcalis, de sulfures, et particulièrement de sulfures d'arsenic et de chaux.

Les dépilatoires connus sont : le rusma des Orientaux, qu'on obtient en prenant 60 grammes de chaux vive, 15 grammes d'orpiment ou de réalgar (sulfure d'arsenic), faisant bouillir avec 500 grammes d'une lessive alcaline assez forte, maintenant l'ébullition : on essaye cette préparation alcaline en y plongeant une plume, et lorsque les barbes tombent, le rusma est préparé ; on en frotte les parties velues sur lesquelles on veut détruire les poils ; on lave ensuite avec l'eau chaude.

Ce dépilatoire, comme on peut s'en faire une idée, est d'une très grande causticité ; il attaque souvent le tissu cutané en même temps que les poils ; on voit que son emploi présente des dangers, et qu'on ne doit en faire usage qu'avec la plus grande circonspection.

Nous insisterons sur le danger. En effet on fait entrer dans la préparation du rusma du *sulfure d'arsenic*, et on ne dit pas si ce sulfure est le sulfure naturel, qui ne contient que des traces d'acide arsénieux, tandis que les produits qu'on vend dans le commerce sous ces noms sont : l'un, le *faux orpin*, qni est composé de 96 d'acide arsénieux et de 4 de sulfure d'arsenic ; le *faux réalgar*, qui est composé de 98,50 de sulfure et de 1,50 d'acide arsénieux.

Or, comme on sait que l'acide arsénieux peut être absorbé par la peau lorsqu'elle est dénudée et déterminer l'empoisonnement, on voit quels sont les dangers auxquels on s'expose en faisant usage de semblables préparations.

On fait une pommade dite de rusma en mêlant le produit de ce nom avec de l'axonge, une matière colorante et une huile essentielle odorante.

Les livres qui traitent de la préparation des cosmétiques indiquent la préparation de poudres, de crèmes, de pommades, de cires et d'extraits. Les suivantes, dont les formules sont exprimées, doivent nécessairement être nuisibles à la santé des personnes qui en font usage.

Crème parisienne épilatoire.

Chaux vive. . . . . 64 gramm.
Orpin ou réalgar (sulfure d'arsenic). 16 —
Orcanette en poudre . . . . . . 8 —

On mêle le tout et on obtient une poudre de couleur rose.

Poudre dépilatoire parfumée.

Chaux vive. . . . . 375 gramm.
Orpiment . . . . 309 —
Poudre blanche au jasmin. . . 312 —

Les parfumeurs remplacent la poudre au jasmin par d'autres poudres odorantes. D'autres ajoutent aux substances dont nous venons de parler de la poudre de savon ou de l'huile de palme.

On trouve encore dans le commerce : 1° la poudre dépilatoire de Laforest dans laquelle il entre un sel mercuriel, de l'orpiment, de la litharge, de l'amidon ; 2° la poudre dépilatoire simple qui est composée de chaux vive, 125 grammes, d'iris en poudre, 45 grammes ; 3° la poudre épilatoire de la femme M..., qui n'est que de la chaux éteinte ; 4° enfin une préparation dite extrait épilatoire qui a de l'analogie avec le *rusma*, puisqu'on fait intervenir dans sa préparation de la lessive, de la chaux vive, de l'orpiment, du sel de nitre, du soufre, enfin de la poudre d'iris de Florence.

On conçoit les dangers que présente l'emploi de toutes ces substances : nous avons vu des dartres survenir à la suite des traitements dépilatoires, nous avons aussi souvent constaté des *érosions*.

Tout récemment nous avons vu la plainte d'une dame L..., qui avait acheté une poudre dépilatoire qui avait agi comme cautérisant : le médecin, M. le docteur C..., établissait dans un certificat que la malade ne serait pas guérie avant un mois des suites de l'emploi de cette poudre.

Dernièrement l'administration a semblé s'émouvoir de la vente des dépilatoires et des dangers de ces produits ; des saisies ont été faites à Paris, notamment chez un sieur T., mais nous ne savons quelle suite a été donnée à la saisie.

EAUX DIVERSES.

Une foule d'eaux ont été employées dans la toilette; il en est un grand nombre qui sont inertes et qui ne présentent aucun danger : ce sont les eaux obtenues par la distillation, mais il en est d'autres qui sont additionnées d'acétate de plomb, de deuto-chlorure de mercure (de sublimé corrosif), qui, appliquées à la peau, donnent lieu à des accidents plus ou moins graves.

Nous avons connu une dame qui fut atteinte de ptyalisme pour avoir fait usage, contre les taches de rousseur, de la liqueur dite *lotion de Gowland*, qui est composée d'émulsion d'amandes amères, tenant en dissolution du sublimé corrosif. Cependant cette liqueur est très employée et elle se vend tous les jours chez certains parfumeurs : nous en parlerons à l'article *lait*.

FARDS.

On sait qu'on a donné le nom de fard à toute composition blanche ou colorée dont les femmes font usage dans le but d'embellir leur teint et de lui donner l'apparence de la jeunesse.

Il y a des fards blancs : il y en a de colorés : les fards blancs sont tous formés sauf la *fleur de riz*, de préparations de nature minérale.

Ces fards blancs sont : 1° le *fard de talc*, qui porte les noms de *blanc de talc*, de *blanc de Circassie;*

2° Le *fard de céruse*, qui porte le nom de *fard blanc de céruse*, ou de *fard commun pour le théâtre;*

3° Le *fard de carbonate de plomb plus pur*, et qui porte les noms de *fard de blanc de Krems*, de *blanc d'argent*, de *blanc d'albâtre*, de *blanc fin;*

4° *Un fard à base de plomb*, qu'on appelle *blanc superfin de vinaigre;*

5° Le *fard de blanc de bismuth*, qui est appelé *blanc de perles;*

6° Le *blanc de zinc*, qui porte le nom de *blanc de fleurs de zinc*, de *blanc de Thenard;*

On pourrait aussi désigner sous le nom de fard, le blanc d'Espagne, le carbonate de chaux, extrait dans diverses localités, que nous avons vu employer. Ce fard n'a pas les mêmes effets que les fards minéraux, mais il n'est pas dangereux.

Les fards rouges. — Ces fards sont ceux qui sont préparés avec les matières colorantes végétales ou animales et le talc, on les désigne par les noms de *rouge en poudre*, de *rouge en pommade*, de *rouge en crépons*, de *rouges en crépons de Strasbourg*, de *crépons de la Chine*, de *crépons de carmins*, de *carthame*, de *rouge du Brésil pour le théâtre.*

On connait encore les rouges de carmin ordinaire ou *rouge de théâtre fin*, le *rouge fin de carmin en pommade*, le *rouge fin de Germanie*, le *rouge superfin de Chine*, de *Hollande*, etc.

Tous ces rouges ne présentent pas de dangers sérieux pour

la santé, il n'en est pas de même du rougé de cinabre ou de vermillon, dit *rouge commum pour le théâtre*, rouge qui est du talc coloré par le sulfure de mercure.

Fards au blanc de plomb. — L'emploi du fard au blanc de plomb est celui qui présente le plus de danger et il est surprenant de voir d'après tout ce qui a été écrit sur ce sujet que les artistes en fassent encore usage, car un grand nombre de médecins se sont élevés contre son emploi.

Parmi les auteurs qui s'en sont occupés, on doit citer Fulgence Fiévée de Jeumont, qui, dans la *Gazette médicale* de Paris, année 1855, a signalé d'une manière saisissante les dangers auxquels sont exposées les personnes qui font usage de ce fard.

La publication de ce médecin nous a d'autant plus frappé qu'il rapporte dans son écrit la maladie douloureuse qui a failli priver le théâtre d'une artiste distinguée, qui depuis sa plus tendre enfance jusqu'à présent, a su captiver le public. Nous avons été à même de juger de ce qu'avançait M. Fiévée et de la vérité du récit qu'on lit dans sa première observation, relativement à la maladie de madame V... Nous ne croyons pouvoir mieux faire que de rapporter ici ce que disait ce praticien sur le blanc de plomb, employé comme fard, et les observations qu'il avait recueillies.

« Tout le monde sait que le blanc de fard dont font usage certaines classes de la société et plus particulièrement les artistes de nos théâtres pour relever l'éclat de leur teint, a pour base du carbonate de plomb et de la chaux. Cette préparation d'un beau blanc, douce et onctueuse au toucher, d'une consistance et d'une pesanteur spécifique qui en rendent l'adhésion facile et persistante, constitue à raison de ses propriétés plastiques, l'un des meilleurs cosmétiques de ce genre.

» Aussi l'industrie s'en est-elle emparée et l'exploite-t-elle depuis longtemps sans se préoccuper des effets funestes que produit son usage, et sans que l'autorité elle-même et les Conseils de salubrité institués pour l'éclairer sur ces sortes de questions aient rien fait jusqu'ici pour l'empêcher. Qui pourrait dire cependant combien son usage a produit de malheurs et la quantité de victimes qu'il a faites !

» Le blanc de fard absorbé à la surface de la peau exerce en effet sur l'économie une action plus délétère peut-être qu'aucun des autres poisons métalliques, d'autant plus délétère qu'il agit sourdement, d'une manière lente et graduelle, mais incessante, et qu'il laisse à la longue des traces profondes, durables et terribles sur la plupart des appareils organiques. Pendant le cours d'une carrière déjà longue, j'ai eu maintes fois l'occasion d'être péniblement impressionné par les terribles effets de l'emploi de ce cosmétique. J'ai fait part, depuis bien longtemps de mes inquiétudes à cet égard à toutes les personnes qui pouvaient y être intéressées, mais sans me dissimuler l'insuccès qu'auraient mes avertissements en présence de la force de l'usage et de la tyrannie de la mode.

» J'ai en vain invoqué auprès des autorités la raison d'hygiène publique ; tout le monde est resté sourd à ma voix et j'ai vu plus d'une fois, ma trop juste sollicitude taxée de prévention. J'ai plus que jamais acquis la conviction à cette occasion qu'il faut souvent une persévérance inouie pour faire connaître la vérité.

» Puisse le nouvel effort que je tente aujourd'hui avoir plus de succès et ouvrir enfin les yeux de l'autorité et de tous les intéressés, sur les funestes effets d'un poison d'autant plus terrible, qu'il est déjà presque impossible de le combattre dès que son action commence à se produire.

» Le blanc de plomb porte son action sur toutes les parties vivantes, il déprime les forces, paralyse les mouvements : sous l'influence de ce poison, toutes les actions nerveuses sont ébranlées et perverties. C'est surtout sur les centres nerveux qu'il exerce avec le plus d'intensité ses funestes effets.

» Le ramollissement en est un des résultats les plus ordinaires. L'organe nerveux le plus fréquemment affecté par le plomb est la moelle épinière, et par suite, tous les organes qui en dépendent ; c'est sur les filets nerveux cutanés qu'il fait ressentir tout d'abord son action ; il pervertit la vitalité de la peau, paralyse ses fonctions perspiratoires, ralentit la circulation capillaire. La peau devient terne et ridée elle prend une couleur mate, plombée, et donne aux individus qui sont en proie à ce genre d'empoisonnement une apparence chlorotique : en un mot, la peau a perdu entièrement sa vitalité, l'exhalation cutanée ne s'opérant plus, les produits qui étaient destinés à être éliminés sont résorbés et reportés dans le torrent de la circulation. Il semble que la vie ait fui la surface du corps et qu'elle se soit retirée des filets nerveux vers les centres. Les mouvements péristaltiques des intestins diminuent ou même cessent tout à fait, d'où cette constipation opiniâtre si difficile à combattre; ainsi que tout le monde le sait, dans les coliques saturnines ; les sécrétions intestinales sont supprimées ; les muscles abdominaux sont rétractés, en un mot, l'ordre physiologique est troublé, la nutrition est comme suspendue par suite de cette perturbation générale de l'action nutritive. Il y a à chaque instant à redouter pour chaque appareil, soit des lésions organiques, soit des névroses capables de compromettre l'existence. Ajoutez à ce premier ensemble de phénomènes morbides la chute des dents et des cheveux, des rides sèches et profondes, des rugosités et des détritus furfuracés sur toute la surface de la peau, le gonflement des paupières inférieures, et vous aurez un tableau à peu près complet des effets de ce cosmétique.

» Il est trois classes de la société qui font principalement usage du cosmétique au carbonate de plomb et de chaux : ce sont les artistes dramatiques, les femmes du monde et les courtisanes. Pour les artistes, l'usage du blanc de fard est une exigence de leur profession ; aussi perdent-ils en général de bonne heure leur fraîcheur et leur santé, quelquefois même la vie, ou ce qui est pire encore, ils ne vivent qu'accablés de graves infirmités. On peut calculer que les sept dixièmes au moins des comédiens vieillissent avant le temps et meurent, jeunes encore, dans une sorte de décrépitude anticipée. Ils succombent généralement à des lésions organiques, et cet artiste que vous avez vu dans sa jeunesse plein de vigueur et de santé, voyez-le à cinquante ans, la figure pâle, ridée, flétrie, le teint plombé, l'expression presque éteinte dans le regard. Cet état, qu'un préjugé calomnieux trop longtemps accrédité dans le monde attribue aux excès d'une vie de désordre et de plaisirs, beaucoup plus exceptionnelle qu'on ne pense, n'est que l'effet de l'usage prolongé du cosmétique en question, joint aux fatigues du travail, et souvent aussi aux soucis et aux déceptions cruelles d'une carrière soumise aux caprices et à la versatilité du public.

» Les femmes dont l'existence n'a d'autre objet que de chercher à plaire, payent aussi un cruel tribut à l'abus qu'elles font de ce cosmétique, bien qu'elles en mettent moins que les artistes, et peut-être même parce qu'elles en mettent moins, l'absorption n'en étant que plus active, ses effets se traduisent aussi chez elles par des névroses nombreuses et variées qui attestent une profonde atteinte de la santé et des principes mêmes de la vie, qu'elles finissent presque toujours par perdre de bonne heure.

» Quant aux femmes du monde, qui n'ont recours au fard que dans des circonstances beaucoup plus rares, elles n'en éprouvent le plus habituellement que des effets passagers, au lieu de ces névroses intenses et de ces lésions organiques irrémédiables qui sont le triste apanage des deux autres classes de femmes dont je viens de parler.

» La constitution et le tempérament ne paraissent pas être sans influence sur les manifestations des effets toxiques du blanc de plomb, au moins en ce qui concerne leur intensité.

Les nombreuses recherches auxquelles je me suis livré sur ce sujet, m'ont fait remarquer que les femmes blondes, lymphatiques étaient en général plus profondément atteintes par le plomb que les femmes dont le teint est brun, la peau rude et sèche.

» Celles-ci, bien que l'action toxique du fard s'exerce également chez elles, semblent avoir plus d'énergie et plus de force de sécrétion pour lutter contre les effets de l'intoxication.

» Nous avons parlé des effets généraux du plomb sur l'organisme ; mais il nous reste à dire un mot des variétés de formes morbides sous lesquelles il manifeste sa présence au sein de l'économie.

» Le plomb constitue un vrai protée morbide. Nous venons de dire que son action se porte principalement sur les centres nerveux et plus spécialement sur le centre nerveux rachidien. Les lésions de cet organe donnent naissance à une foule de névroses tellement nombreuses et variées que les médecins symptomatistes s'épuisent en vains efforts de classification et en vaines tentatives thérapeutiques, tant qu'ils ne connaissent point la cause essentielle de tous ces désordres. Tous les organes de la vie de relation sont bientôt compromis et ces troubles fonctionnels, ces névroses, ne sont que le prélude de dégénérescences organiques mortelles. Il est commun, en effet, de rencontrer parmi les personnes des diverses classes auxquelles nous faisions allusion tout à l'heure, et particulièrement parmi les artistes dramatiques, un grand nombre de maladies organiques, telles que la cécité, la cataracte, la paralysie clonique, la paraplégie dépendant plus ou moins immédiatement de la moelle épinière ; la chute des dents, la canitie, la calvitie, la chlorose symptomatique, la chorée, toutes sortes d'éruptions déclassées, l'impuissance, le cancer du tube intestinal et du pylore, et bien d'autres affections encore dont l'origine peut étiologiquement être rapportée à l'abus et même au simple usage du cosmétique en question.

» Après avoir parlé des dangers que court la vie elle-même sous l'impression d'un agent toxique aussi activement funeste, il ne sera pas superflu de signaler les altérations locales que subit la peau, ainsi que les divers traits du visage et diverses autres parties du corps, sous l'influence de l'action plastique du fard.

» La peau perd entièrement sa douceur et son éclat primitifs ; plus de fraîcheur, la beauté est à jamais passée et sans espoir de retour. Les traits s'altèrent et prennent une expression triste et soucieuse. Il y a encore de la vie dans les yeux ; mais les muscles de la face ont perdu leur contractilité, d'où cette physionomie morne et terne, où se voyaient autrefois cette mobilité et cette vivacité qui prêtaient tant d'énergie au langage des passions.

» Ce n'est pas tout ; toutes les fois que la peau vient à se trouver accidentellement en contact avec des gaz hydrosulfurés, il se fait une transformation subite dans le teint. Il suffit que l'air ambiant soit momentanément rendu impur par le mélange de quelques-uns de ces gaz pour que la peau en accuse la présence par des réactions qui altèrent plus ou moins profondément le caractère naturel de la physionomie. Que de fois j'ai vu des personnes imprégnées du cosmétique noircir, brunir ou jaunir sous la seule influence d'un air impur ou d'un bain sulfureux.

» Mais, afin de donner à notre travail une base plus solide que celle de la simple impression de nos souvenirs et de mieox frapper les lecteurs par l'image même de la vérité, nous mettrons sous leurs yeux quelques-unes des observations que nous avons recueillies dans notre pratique.

Empoisonnement par le fard.

» Obs. 1. — Madame V... actrice du Théâtre-Français, entrée dès l'enfance au théâtre où elle n'a cessé de faire les délices du public, madame V..., dis-je, était depuis longtemps en proie à des accidents nerveux presque incessants qui rendaient l'exercice de son art de plus en plus difficile et allaient jusqu'à faire craindre qu'elle ne fût dans l'obligation prochaine de se retirer de la scène. Grâce aux soins et à la sollicitude de médecins distingués, elle put obtenir quelques moments de soulagement et de calme, mais jamais le retour complet de la santé. Toutes les méthodes de traitement, tous les systèmes médicaux furent successivement épuisés sans aucun succès. Le mal empirait toujours, les forces s'épuisaient et si elle n'avait trouvé dans son énergie morale une grande puissance de résistance, elle eût infailliblement succombé. On avait jusque-là vainement exploré tous les organes ; faute de pouvoir découvrir la cause ni la soupçonner seulement, on en était venu à en mettre en doute l'existence.

» Cependant la peau du visage était altérée dans sa texture et dans son expression. Toute la surface du corps était frappée d'insensibilité. Les digestions étaient pénibles, la chylification incomplète, la nutrition était évidemment altérée, les mouvements péristaltiques de l'intestin étaient abolis. Des accès de fièvre insolites apparaissaient et à ces accès succédaient des phénomènes de perturbation nerveuse générale.

» Incertain sur la nature d'une cause qui se manifestait par des effets d'une aussi grande énergie sur l'économie, j'attachais tous mes soins à la rechercher, explorant toutes les fonctions de manière à prendre sur le fait l'origine de tant de désordres, que les uns rapportaient à un abaissement de l'utérus avec déviation, d'autres à une affection névralgique, ceux-ci à une névrose compliquée de névralgie, ceux-là à une maladie nerveuse résultant d'un surcroît de travail et de peines morales, et se traduisant par une excitabilité hystérique.

» Après y avoir bien réfléchi, après avoir scrupuleusement analysé tous les symptômes que j'avais sous les yeux et les avoir rapprochés des conditions d'existence particulière dans lesquelles se trouvait la malade, je crus reconnaître qu'il y avait là deux ordres de phénomènes, les uns dépendant d'un abaissement avec rétroversion de l'utérus, les autres et c'étaient les plus graves, de l'empoisonnement général de l'économie par le plomb, provenant d'un usage immodéré et non interrompu du blanc de fard depuis nombre d'années. Tout ce qu'éprouvait madame V... relevait évidemment de ces deux conditions morbides, qui expliquaient toutes les péripéties dont l'organisme était le théâtre. On verra par ce qui va suivre que mon diagnostic ne tarda pas à être vérifié. Fixé désormais sur l'origine et la véritable nature de la maladie, je conseillai tout d'abord l'usage d'une ceinture dont l'effet devait être de relever l'utérus et de le redresser. Je prescrivis en outre des immersions du corps dans l'eau froide, des douches froides ascendantes, une nourriture animale composée de viandes rôties, fumées et salées. A ces moyens diététiques, je fis joindre un traitement spécifique consistant dans l'usage d'une solution amère de quinquina, d'eau naturelle de Vichy, d'une poudre anisée, ferrugineuse très sucrée et d'un électuaire laxatif. Enfin, voulant faire marcher de front avec ce traitement général, le traitement de l'altération du teint, je commençai par provoquer une rubéfaction de toute la peau du visage à l'aide d'onctions fréquentes et prolongées faites avec une pommade de baréges.

» J'ai dit que la figure de madame V... était plombée, ridée et comme chagrinée et couverte de pellicules furfuracées. Nous ne pouvions ici prévoir encore les nombreuses difficultés que nous aurions à surmonter.

» Par suite des réactions survenues entre les topiques sulfureux et le plomb interposé dans l'épaisseur du derme, toute la surface de la peau devint noire ; je pus croire un instant que cet effet chimique accidentel ne serait que momentané, mais il en fut tout autrement. La peau noircit de plus en plus au point de me faire frémir sur l'avenir, si une appréciation physiologique de ce phénomène ne m'eût promptement rassuré. Toute l'épaisseur du tissu cutané et jusqu'au tissu cellulaire sous-cutané probablement recélait le poison métallique ; d'un autre côté tous les filets nerveux et quelques branches assez importantes même, étaient frappées de paralysie. On sait en effet que le plomb anesthétise la sensibilité, annihile la circulation capillaire, paralyse le système capillaire et frappe en quelque sorte mortellement la peau. Nous avions donc dans l'ensemble de tous ces symptômes une vérification évidente de notre diagnostic.

» Le mal était grave et ma responsabilité effrayante, toutefois je ne désespérai de rien. La malade, douée d'une énergie considérable ne recula ni devant les longueurs d'un traitement qui devait la condamner à une solitude presque complète, ni devant les tortures que devait lui faire endurer l'application d'une médication irritante sur des tissus dont la sensibilité était si profondément troublée. En présence d'un état aussi grave où la fortune de l'artiste célèbre était en jeu, elle s'arma d'un courage et d'une résignation bien faits pour redoubler mon propre courage et ma confiance. Elle sut se soustraire aux yeux de toutes les personnes dont la vue lui eût fait plus vivement sentir ce que son état avait d'affreux. Les vésications ammoniacales, les vésicants de diverses espèces, l'huile de croton, les bains et les douches de baréges, les applications réitérées d'hydrosulfates alcalins, furent employés avec énergie, car il ne s'agissait pas seulement d'éliminer le plomb de l'économie, mais il fallait encore réveiller la vitalité du système nerveux cutané, agir même sur les centres nerveux rachidiens, afin de produire une puissante irritation vitale et de triompher de l'état d'inertie presque absolue dans lequel était tombé le système capillaire de la peau, afin de favoriser enfin une puissante réaction vers la périphérie et une abondante diaphorèse.

» Durant quatre mois les plus graves efforts furent faits pour triompher d'un état morbide aussi extraordinaire, et après un traitement très long, très laborieux et traversé par de nombreuses péripéties, nous avons eu le bonheur de recueillir le fruit de nos soins incessants et de notre application soutenue ; grâce à l'efficacité des moyens nombreux et énergiques que nous avons mis en œuvre, nous avons vu successivement la peau reprendre la vitalité et l'éclat des plus jeunes années.

› Obs. II. — Mademoiselle V... âgée de dix-huit ans, jouissant d'une parfaite santé et d'une humeur gaie et enjouée, changea subitement ; elle devint triste et morose, les ris firent place aux larmes.

» Un trouble général ne tarda pas à se manifester, les fonctions digestives furent les premières perverties. A un relâchement momentané succéda une constipation opiniâtre. Divers phénomènes nerveux hystériformes se manifestèrent.

» Plusieurs médecins furent consultés : de l'homœopathie jusqu'au magnétisme, tous les systèmes furent mis à contribution. Chacun émit un avis et des conseils différents, suivant qu'il était plus particulièrement frappé de tel ou tel symptôme, tous méconnurent la vraie cause du mal. Cette. cause, le hasard la révéla ou plutôt je contribuai à la faire découvrir. Consulté par la famille, je me livrai à une exploration méthodique, piocédant par voie d'exclusion. Je trouvai tous les organes souffrants, mais aucun en particulier n'était lésé. Le centre rachidien me parut être le point de départ et le siége des principaux phénomènes morbides. Sachant que cette jeune personne avait occupé dans ces derniers temps un appartement fraîchement mis en couleur, ma pensée se porte naturellement sur les émanations de plomb. Je fis part de cette idée, convaincu que la maladie avait pour cause une intoxication saturnine. Ce fut alors que cette jeune fille me confia un secret qu'elle n'avait jusque-là voulu confier à personne.

» Elle m'avoua qu'un jour elle avait voulu essayer de faire usage de blanc de fard pour rehausser l'éclat de la beauté dont la nature l'avait douée. Elle se servait de ce cosmétique depuis un mois lorsque les premiers accidents se manifestèrent.

‹ La cause de la maladie fut dès lors évidente pour tout le monde.

» Obs. III. — M. Ph. . artiste dramatique, âgé de trente-deux ans, d'un tempérament lymphatique, ayant eu une jeunesse très rangée, fut pris de désordres gastro-intestinaux qui paraissaient accuser l'existence d'une lésion grave du tube digestif, constipation, vomissements,

digestions difficiles. Il existait une tuméfaction à la région épigas-
trique qui faisait soupçonner soit une dégénérescence squirrheuse
de l'orifice pylorique de l'estomac, soit une coarctation du côlon. La
peau était froide, frappée d'insensibilité, toute exhalation était sup-
primée, les urines irrégulières, tantôt rares, tantôt abondantes, au
lieu d'être projetées avec force comme dans l'état normal, étaient
versées goutte à goutte. Le malade enfin éprouvait une sensation de
réfrigération le long du rachis.

» Soupçonnant depuis longtemps une intoxication saturnine par le
blanc de fard, je m'attachai toutefois à explorer le malade sans idée
préconçue : comme il avait une toux sèche et opiniâtre, que sa mai-
greur était assez considérable et qu'une hypostase muqueuse rendait
le poumon droit mat et peu bruissant, je pensai qu'il pouvait bien
exister une tuberculisation. Je prescrivis en conséquence l'usage de
l'huile de foie de morue et des Eaux-Bonnes, mais une circonstance
fortuite me fit bientôt découvrir la cause principale de tous ces désordres et vint justifier mes premiers soupçons. Une éphélide presque
universelle s'étant manifestée, je soumis le malade à des lotions
d'eau hydrochlorique. La tache disparut. Je n'hésitai pas alors à
reconnaître l'intoxication saturnine. J'appris en effet que cet artiste
employait depuis longtemps le blanc de fard avec excès.

» Obs. IV. — Madame G..., cantatrice célèbre, connue par sa
magnifique voix et par sa méthode digne des premiers maîtres, avait
perdu cette voix naguère si remarquable par son étendue et par la
beauté de son timbre ; il faut encore placer l'usage de ce cruel cosmétique au nombre des causes de ce fatal accident : madame G... en
effet usait du fard avec profusion. Chez elle comme chez la plupart
des personnes en proie au même genre d'accidents, nous avons remarqué une paresse manifeste dans l'action mécanique de la dilata-
tion de la poitrine, circonstance si favorable à l'hypostase muqueuse
des poumons et qui se lie ordinairement à la paralysie ou à l'affaiblissement fonctionnel des pneumo-gastriques et par suite à la névrose
pulmonaire et à la dyspepsie : sous l'empire d'un traitement spécifique et général, la santé est parfaitement revenue et la voix a re-
trouvé tout son éclat. Là comme ailleurs, nous avons remarqué une
sorte d'action organique spéciale due au plomb ; là encore nous avons
pu constater l'irradiation pathologique provenant de la moelle épinière, premier siége des impressions morbides, et, sans craindre aucune contestation dans nos appréciations étiologiques, nous pouvons
formuler d'une manière presque générale cette proposition, savoir :
que le carbonate de plomb, ainsi que toutes les préparations de même
base, porte son action toxique sur le centre spinal et sur le nerf tri-
splanchnique, d'où ces troubles fonctionnels de la vie organique,
d'où ces altérations organiques profondes, si souvent au-dessus des
ressources de l'art.

» Obs. V. — M. G..., un des artistes dramatiques les plus appréciés il y a une vingtaine d'années, éprouvait de loin en loin un trouble général qui se traduisait par une grande difficulté dans l'émission des urines, une paresse extrême dans la défécation. Il ressentait souvent un sentiment de gêne, une sorte d'anxiété dans la région précordiale ; tous les organes sécréteurs et excréteurs semblaient ne remplir qu'imparfaitement leurs fonctions, elles s'accomplissaient toutes, mais d'une manière en quelque sorte passive, et cependant on ne constatait aucune lésion organique. Il y avait comme une sorte d'impuissance générale accusant une énervation profonde. En sa qualité d'acteur on se crut fondé à faire sur l'origine de cette affection toutes sortes de suppositions plus ou moins calomnieuses et à l'attribuer à des excès dont en réalité il ne s'était pas rendu coupable. La seule cause réelle de ce grave état était l'abus que M. C... faisait du blanc de fard.

» Obs. VI. — Madame D..., artiste dramatique nomade, à la quatrième année de l'exercice de sa profession, ressentait déjà depuis plusieurs années un affaiblissement dans la région sacrée se propageant jusqu'aux membres pelviens, accompagné par moments de mouvements cloniques qu'elle pouvait cependant parvenir à maîtriser. Une volonté ferme et soutenue lui permettait encore de paraître sur la scène. Mais, toujours préoccupée du danger de tomber, elle voulut enfin savoir la cause d'un état qui menaçait de compromettre sa carrière. Elle vint me consulter, et je reconnus que sa maladie était une névrose ayant son point de départ ou son siége à la terminaison de la moelle spinale. Cette localisation paraissait parfaitement justifiée par les sensations spéciales que la malade éprouvait dans la région lombaire et dans tous les organes desservis par les dernières paires nerveuses émanant de la moelle. Tel était effectivement le siége de l'affection, mais quelle en était la cause? Elle me fut révélée lorsque j'appris que cette artiste faisait un grand abus du blanc de fard et qu'elle y joignait l'usage de la magnésie et de la farine de riz, mélange qui avait pour résultat d'accroître encore l'action du toxique en le fixant plus intimement sur la peau.

» La guérison de la maladie fut obtenue, mais au bout d'un temps très long et après l'emploi d'une multitude de moyens qu'il serait trop long d'énumérer ici.

» Obs. VII. — Madame D... allait régulièrement dans le monde en hiver ; son organisation morale, l'irritabilité physique qui paraissait faire le fond de sa constitution semblait accuser une vitalité en excès ; cette dame faisait largement usage du cosmétique de plomb. Au bout de trois mois de ce fatal usage, madame D... devint paraplégique au premier degré ; toutes les régions sous-sacrées étaient frappées à divers degrés d'engourdissement. Les pieds ne sentaient plus l'impulsion du sol, le mal me parut évidemment incurable. En effet toutes les médications et les soins les plus actifs et les plus multipliés vinrent échouer devant un état qui avait débuté de prime abord d'une manière aussi grave.

» Obs. VIII. — Nous avons donné il y a très longtemps des soins à un artiste dont le talent a attiré tout Paris, M. P... Entré au théâtre à vingt-deux ans, il ressentait déjà à vingt-six ans les atteintes d'une affection qui devait le conduire beaucoup plus tard au tombeau. Dans toute sa vie artistique de vingt ans, il n'eut peut-être pas, de son aveu, vingt bonnes digestions. Causant un jour avec lui, je lui demandai : N'avez-vous pas été empoisonné? Ma question d'alors prouvait que je ne soupçonnais pas encore le fatal poison qu'il absorbait chaque soir. Vers la fin de la vie, reconnaître la cause du mal importait bien peu, car nous avions affaire à une lésion cancéreuse de l'estomac et à un rétrécissement squirrheux du gros intestin. Alors, mais trop tard, je m'expliquai les tortures que ce malheureux avait dû éprouver pendant vingt ans et l'inefficacité des traitements nombreux qu'il avait subis. M. P... mourut jeune encore, victime d'un empoisonnement chronique que je me promis dès cette époque de poursuivre avec toute l'ardeur de ma conviction et de ma conscience.

Cas de folie et paralysie finale.

» Obs. IX.— Madame X..., âgée de trente-deux ans, belle, grande et jouissant d'une santé parfaite, avait eu deux enfants. Relevée de ses dernières couches avec les apparences d'une constitution délabrée par suite de chagrins, elle voulut reparaître dans le monde non avec l'éclat de son teint primitif, mais avec le secours du cosmétique pour réparer les désordres qu'avait subis son visage. Un mois ne s'était pas écoulé qu'il survint des douleurs de tête, un embarras manifeste dans les organes de la locomotion et une sorte d'engourdissement avec sensation de réfrigération le long du rachis. On ignorait la cause de ce fâcheux état, on l'attribuait à une suite de l'état puerpéral. Les mots de maladie laiteuse, de rhumatisme, de goutte furent prononcés, les médications les plus rationnelles au point de vue symptomatique furent administrées sans succès. La maladie s'aggrava au point de devenir incurable. Ce fut alors que je fus consulté. Je n'avais rien à espérer d'un traitement méthodique. Tout préoccupé de la cause qui me paraissait avoir porté une atteinte profonde aux centres nerveux, je prononçai le mot de ramollissement, et comme je cherchais quelle pouvait être la cause qui avait dérangé la raison, produit la paralysie et atteint la vie de cette jeune femme, on m'apprit qu'elle avait depuis quelques temps contracté l'habitude de se farder : c'était encore une victime du plomb.

» Une affection qui semble dominer toutes les autres, à la suite de l'intoxication dont nous achevons l'histoire, est l'hypochondrie avec hallucinations ; la vie est tellement déprimée, les sensations tellement troublées, les fonctions réparatrices dans un tel état de dépérissement, que l'homme, victime de cet empoisonnement chronique, perd toute espérance, il ne sent plus la vie ni les jouissances qu'il en pouvait espérer. Comme anéanti, n'ayant plus ni ressort matériel ni ressort moral, tourmenté par des hallucinations, incapable de se livrer à un travail d'analyse mentale, s'il lui reste encore une force de volonté, c'est pour conspirer contre lui-même et il ne tarde pas à se laisser entraîner à ce penchant au suicide, si un reste de sentiment religieux ne vient pas le protéger contre cette agonie de la raison et le forcer à tenter le dernier effort possible pour lutter contre ce penchant à la destruction. »

Ces faits rapportés par Fiévée devraient être connus de tous les acteurs, de toutes les femmes du monde (1) : ils leur donneraient l'idée de soigner davantage leur santé.

Un semblable travail aurait dû être tiré à part et envoyé dans tous les théâtres.

BLANC DE TALC. — Ce blanc qui porte divers noms, *talc de Venise*, *craie de Briançon*, *poudre de savon*, est un composé minéral, formé de silice, d'alumine, de magnésie, d'oxyde de fer ; il ne contient rien de nuisible à la santé, il doit donc obtenir la préférence sur les préparations de plomb, de bismuth ; mais on lui reproche de donner du brillant à la peau. Cependant il sert de base aux fards rouges. On ne peut le regarder comme dangereux.

BLANC DE BISMUTH.— Ce fard, qui est désigné par le nom de *blanc de perles*, est, dit-on, incapable d'être nuisible : cette opinion est erronée. Ce fard, qui est très altérable, n'a pas, il est vrai, tous les inconvénients du plomb ; mais il dessèche, il ride la peau, et donne lieu à des gerçures. C'est un produit à rejeter de la toilette des dames.

BLANC DE ZINC. — Ce fard a été désigné sous les noms de *blanc de fleurs de zinc*, et aussi sous le nom de *blanc de Thenard.* —

____

(1) La maladie de madame V... avait cependant fait sensation, elle était connue de tous les artistes.

Cette dernière dénomination lui a été donnée parce que ce savant a émis l'opinion que nous allons faire connaître.

On emploie de préférence pour les fards les blancs de bismuth, de céruse, malgré leurs propriétés délétères et le désagrément de brunir au contact du gaz hydrogène sulfuré, parce que seuls ils imitent l'éclat d'une belle peau : les fleurs de zinc, qui fourniraient un fard sans danger et peu coûteux, ne donnent qu'un blanc mat tout à fait insuffisant. D'autre part le talc (la craie de Briançon), traité par le vinaigre, puis lavé un grand nombre de fois pour en séparer l'acide, et réduit en poudre impalpable, produirait un blanc de fard complétement innocent ; mais, en les mêlant en égales parties, on corrigerait aisément leur défaut opposé, et l'on obtiendrait un blanc facile à préparer, économique, incapable de nuire et de changer.

Nous savons qu'un blanc, dans ces conditions, a été préparé pour madame V..., dont il est parlé dans la première observation recueillie par M. Fiévée, page 108, et qu'elle n'a eu qu'à se louer de son emploi.

Lait. — On a donné ce nom à des liqueurs ayant une couleur blanche et une apparence laiteuse ; parmi ces préparations, il faut citer la teinture de benjoin, précipitée par l'eau, préparation à laquelle on a donné le nom de lait virginal : on en fait des lotions.

Le lait dit virginal n'est pas positivement dangereux pour la santé. Cependant il oblitère les pores de la peau, il arrête la transpiration cutanée.

On a vendu comme lait virginal, de l'acétate de plomb qui, précipité par l'eau, a une tout autre action ; des accidents saturnins ont été le résultat d'un bain dit *bain de lait*, qui avait été préparé avec l'extrait de saturne ajouté à de l'eau contenue dans une baignoire (1).

(1) On voit que ce bain de lait est la préparation liquide connue sous les noms d'*eau végéto-minérale*, d'*eau de Goulard*, d'*eau de saturne*, d'*eau blanche*.

Le médecin peut facilement reconnaître cette fraude, le lait virginal préparé avec la teinture de benjoin ne noircit pas par la solution de sulfure de potassium, le *lait de saturne* noircit immédiatement par ce réactif. On peut ranger parmi les laits cosmétiques :

1° L'eau cosmétique pour laquelle Guerlain avait pris un brevet d'invention, et qui était préparée avec les matières suivantes :

Eau distillée de laurier cérise et de pêcher. 10,000 gramm.
Teinture de benjoin   15   —
Extrait de saturne.   1   —
Alcool qui a été ajouté à la teinture. . . .   60   —

2° L'émulsion cosmétique de Gowland, dite liqueur de Gowland (1), qui est préparée avec :

Amandes amères . . . . . .   90 gramm.
Eau.   500   —
Sublimé corrosif.   8   —
Sel ammoniac.   1   —
Alcool.   15   —
Eau de laurier-cerise   15   —

3° L'émulsion mercurielle de Duncan, qui est préparée avec l'émulsion d'amandes amères et le bichlorure de mercure.

4° Le cosmétique de Siemerling, qui est préparé avec les émulsions d'amandes douces et d'amandes amères, l'eau distillée de cerises et le sublimé corrosif.

Sans doute que de ces préparations peuvent avoir leur utilité; mais nous les considérons plutôt comme des médicaments que comme des cosmétiques; c'est au médecin à en régler l'usage.

PATES. — On sait que parmi les cosmétiques on a rangé les pâtes qui sont préparées avec les amandes, les jaunes d'œuf, le miel etc., le tout aromatisé avec des essences diverses.

(1) On a donné le nom de lait *antéphélique* à une préparation analogue à la liqueur de Gowland.

Quelques fabricants ont eu l'idée de faire entrer dans ces pâtes de la céruse, du blanc de plomb, pour les rendre plus blanches; l'usage d'une semblable pâte est dangereux : en effet, nous avons constaté qu'une personne qui s'était servie d'une pâte ainsi préparée, avait été atteinte d'accidents saturnins très graves, et qu'il avait fallu un traitement très long pour faire cesser les accidents.

POMMADES. — Les pommades préparées par les parfumeurs sont en grand nombre : la plupart participent de l'axonge à laquelle on a ajouté des huiles essentielles ; lorsqu'elles ne contiennent pas de substances minérales actives, acétate et carbonate de plomb, bichlorure de mercure, sulfure de mercure, elles ne sont pas nuisibles à la santé. Dans le cas où elles contiendraient de ces substances, elles ne devraient pas sortir des boutiques de parfumeur, mais des officines des pharmaciens, où elles ne devraient être préparées que d'après l'ordonnance d'un médecin. Il y a des pommades préparées par certains parfumeurs qui empêchent la transpiration, ce sont les pommades dans lesquelles on incorpore des substances minérales, particulièrement du plâtre, dans le but de faire baisser le prix de la pommade.

Nous avons su que le nommé F... vendait aux parfumeurs de l'albâtre pulvérisé dans un moulin à Montmartre, albâtre qu'on faisait entrer dans les pommades qui, nous a-t-on dit, étaient destinées à l'exportation. Nous considérons ce mode de faire comme une fraude, *comme un vol.*

POUDRES. — Les poudres employées furent d'abord des poudres préparées avec l'amidon : légèrement aromatisé depuis on a fait usage d'autres poudres végétales. Ces poudres peuvent donner lieu à des céphalalgies : voici un fait signalé par Esquirol.

Une jeune personne âgée de dix-huit ans était d'une très bonne santé, gaie, vive, aimable; rien ne troublait le bonheur dont elle jouissait au sein de sa famille.

Ayant fait usage de poudre d'iris pour sécher ses cheveux, elle fut atteinte de maux de tête, et une maladie terrible dans ses conséquences, maladie qui dura près de trois mois, fut le résultat de l'emploi de ce cosmétique. (Voir le t. VIII des *Annales d'hygiène et de médecine légale*, p. 331.)

M. Aumont fit connaître à l'Académie de médecine, en 1855, des faits analogues; deux jeunes filles qui avaient mis sur leurs cheveux de la poudre d'iris, furent atteintes de narcotisme, et les accidents qui suivirent exigèrent un traitement prolongé (1).

L'introduction des poudres minérales actives dans la poudre donnerait lieu, nous en sommes convaincu, à des accidents qui pourraient avoir les suites les plus sérieuses.

SOLUTIONS SALINES, LOTIONS. — Les parfumeurs, et surtout les coiffeurs, vendent pour la coloration des cheveux, divers mélanges (2) :

1° De chaux et de litharge ;

2° D'azotate d'argent.

L'emploi de ces substances peut donner lieu à de graves accidents et à des maladies dont souvent la cause est ignorée.

Les mélanges employés pour ces teintures sont :

1° La litharge broyée et de la lessive caustique, ou bien de la litharge, de la chaux éteinte et de la craie. Ces divers mélanges servent à teindre les cheveux ; dans un certain cas nous avons vu des brosses à cheveux qui contenaient un réservoir dans lequel on plaçait de la chaux, de la litharge et de la

---

(1) On conçoit que les poudres végétales actives soient la cause de graves dangers.

(2) Ce qu'il y a d'assez singulier, c'est que chez certains individus la coloration des cheveux s'opère parfaitement, tandis que chez d'autres elle n'a pas lieu, et qu'elle donne naissance à des couleurs qui n'ont rien pour la ressemblance avec la couleur des cheveux. Nous avons connu un célèbre médecin qui avait voulu teindre ses cheveux et qui n'avait obtenu dans tous ses essais que des couleurs qui tiraient sur le violet rougeâtre, ce qui était fort disgracieux.

craie ; les poils de la brosse, imprégnés par le mélange, étaient passés sur les cheveux.

2° La solution d'azotate d'argent, que le pharmacien ne pourrait pas vendre sans ordonnance de médecin, est livrée sans contrôle par tous les coiffeurs et parfumeurs sous les noms d'*eau de Perse*, d'*eau d'Égypte*, d'*eau de Chypre*, d'*eau d'ébène*.

Les formules les plus accréditées sont les suivantes ; on verra qu'on fait usage tout à la fois d'une solution métallique et d'un sulfure qui sont vendus séparés. Ainsi, dans l'analyse que nous avons faite de divers de ces produits, nous avons trouvé dans une première liqueur que le flacon n° 1 contient la substance saline minérale :

> Azotate d'argent. . . .   1 gramm.
> Eau   9   —

Le flacon n° 2 contenait le sulfure.

> Sulfure de potassium .   1 gramm.
> Eau   9   —

Dans une seconde que le premier flacon contient :

> Azotate d'argent . . . . .   4 gr. 50 c.
> Eau . . . .   55 gr, 50 c.

Le second :

> Sulfure de potassium . . .   5 gramm.
> Eau distillée.   35   —

Tous ces liquides peuvent donner lieu à des accidents plus ou moins graves. Nous avons constaté :

1° Que le sieur A..., garçon épicier, qui avait des cheveux de couleur rouge et qui voulait les ramener au noir, ayant fait l'acquisition d'une brosse dans le réservoir de laquelle on avait mis de la chaux, de la litharge et de l'eau, avait été, par suite de l'usage qu'il avait fait de cette brosse, atteint d'un érysipèle de la face qui eut des suites tellement graves qu'il crut devoir attaquer le coiffeur en dommages-intérêts, et qu'il y eut instruction et renvoi devant le tribunal de police correctionnelle.

2° Qu'un officier dont les cheveux étaient noirs et la barbe et les favoris rouges, ayant acheté chez le sieur G..., coiffeur, une boîte d'une poudre destinée à faire passer ses poils à la couleur noire, fut, par suite de l'application de cette poudre, atteint d'accidents assez graves, avec excoriation de la peau.

La poudre qui avait donné lieu à ces accidents fut examinée; on reconnut qu'elle était composée :

De chaux éteinte.	28	gramm.
De minium	3	—
De carbonate de fer	1	—

Ces accidents empêchèrent cet officier de sortir pendant sept à huit jours.

3° Qu'un fait analogue fut observé par le docteur Marie, sur un officier; mais dans ce cas, la préparation qui avait agi était une pommade dont l'emploi avait donné lieu à un érysipèle.

Des accidents de diverses natures peuvent aussi être déterminés par l'azotate d'argent. On pourrait citer le fait qui est consigné dans un travail de M. Deleschamps, inséré dans le *Journal de chimie médicale*, t. VII, p. 540, sous le titre : *Des inconvénients qui résultent de l'emploi du nitrate d'argent pour teindre les cheveux.*

Butini (d'après M. Lodibert) a vu des méningites aiguës succéder à l'emploi du nitrate d'argent mis en usage pour noircir les cheveux.

Planche a observé un individu qui avait employé du nitrate d'argent pour se noircir les cheveux. Il fut atteint d'une inflammation vive avec gonflement de la joue.

Il est démontré que plusieurs cas de folie ont eu pour origine l'emploi de certaines eaux pour teindre les cheveux. En 1855, le directeur de l'un des hospices de Berlin, où l'on traite les aliénés, faisait connaître qu'un des malades qui se trouvait dans cet hospice était atteint d'aliénation mentale causée par l'emploi d'un cosmétique servant à teindre les cheveux. L'analyse démontra que ce liquide était composé de pierre infernale et d'un sel de plomb.

M. Poirier père, pharmacien à Loudun, nous écrivait relativement à notre opinion sur les dangers que présente l'emploi de certains cosmétiques : « Je m'associe vivement à votre désir que ces préparations soient soumises à un examen sérieux avant d'être livrées au public.

» A l'appui de ce que vous avez dit souvent, j'ai l'honneur de vous faire connaître un fait qui vient de se passer dans notre localité.

» Le nommé C..., ouvrier de notre ville, avait depuis une dixaine d'années la funeste habitude de se teindre deux fois par semaine la barbe et la chevelure avec une préparation composée de litharge et de pierre infernale ; pendant plusieurs années, aucun effet toxique ne se manifesta, et, malgré l'effet des ans, la chevelure restait toujours noire pour lui ; cette préparation était une espèce de fontaine de Jouvence, lorsqu'il y a quelques mois sa tête s'affaiblit ; sa raison diminua et il fut atteint d'aliénation mentale ; sa folie, d'abord douce et paisible, devint bientôt furieuse, et après avoir été renfermé dans un asile où il comptait parmi les aliénés les plus furieux, il vient de succomber aux suites de sa funeste coquetterie.

» Ne devrait-on pas s'opposer énergiquement à la vente de semblables préparations ? Que de maladies, que de cas de folie dont les causes sont ignorées ou mal expliquées, ont pu puiser leur origine dans l'emploi des cosmétiques toxiques ! »

On se demande, après avoir lu tout ce que nous venons d'exposer, si des règlements spéciaux ont été publiés relativement à la vente des cosmétiques ; mais nous n'avons rien trouvé sur ce sujet, si ce n'est dans l'ouvrage de M. Trébuchet (*Jurisprudence de la médecine*, p. 366 et 403) : là il est

dit : 1° qu'on a cherché à vendre des remèdes secrets sous le
nom de cosmétiques ; mais que, quand il s'agit de « véritables
» cosmétiques, on ne doit leur attribuer aucune propriété
» médicale ; que si on les recommande comme efficaces dans
» le traitement de certaines maladies, ce sont des remèdes
» qui sont compris dans les dispositions de l'article 36 de
» la loi du 31 germinal an XI. »

2° Qu'il y a certains cosmétiques qui sont fort dangereux,
qui contiennent des sels ou oxydes métalliques capables de
produire, soit sur la peau, soit sur toute l'économie, les effets
les plus fâcheux. « On a vu, dit M. Trébuchet, certaines pré-
» parations destinées à teindre les cheveux, donner lieu à des
» céphalalgies opiniâtres, même à des accès d'épilepsie.

» Le débit des cosmétiques, dit le même auteur, doit donc
» être l'objet d'une surveillance non moins exacte que celui
» des drogues simples. »

Cette opinion est bien la nôtre, mais il faudrait que l'administration s'en occupât, et que l'on ne pût livrer au commerce de cosmétiques que lorsqu'ils auraient été soumis à
l'examen d'une commission d'hygiène publique, que l'on
pourrait prendre et dans le sein de la Faculté et parmi les
membres de l'Académie impériale de médecine et du Conseil
de salubrité.

Une semblable mesure ferait disparaître ces affiches, ces
articles mensongers, où l'on annonce au prix de 10 francs
une préparation obtenue avec des plantes qui sont introuva-
bles, et qui n'est en résumé que de l'eau distillée aromatique
dans laquelle on a fait dissoudre de l'acétate de plomb et
ajouté du soufre.

9 782013 619103